Simplifique-se!

Dicas, listas e kits para organizar sua vida

Cristina Luviza Battiston

Editora Verso

Editora InVerso

R. Doutor Goulin, 1523 Alto da Glória
CEP 80040-280 Curitiba-PR
(41) 3254-1616 e (41) 3558-8001
editorainverso@editorainverso.com.br
www.editorainverso.com.br
Facebook.com/editorainverso
Instagram @editorainverso

COORDENAÇÃO EDITORIAL
Cristina Jones
Editora InVerso

REVISÃO
Carlos W. Jorge

ILUSTRAÇÕES
Mario Sangaletti

CAPA, PROJETO GRÁFICO E ARTE-FINAL
Adriane Baldini

DADOS INTERNACIONAIS DE CATALOGAÇÃO NA PUBLICAÇÃO (CIP)
Mona Youssef Hammoud – CRB/ 9ª 1393

B336s

BATTISTON, Maria Cristina Luviza. **Simplifique-se! Dicas, listas e kits para organizar sua vida**. Curitiba: InVerso 2019
86 p. 15 cm X 21 cm - PTBR

ISBN: 978-85-5540-227-2

1. Literatura brasileira. 2. Organização. 3. Kits.
4. Planejamento de tempo. I. Título

CDD. 658

Literatura brasileira: B869 Planejamento de tempo: 658

Agradeço de coração e amor puro à minha doce família e a todas as pessoas que o universo me enviou. Cada um com um sentimento único de amizade e carinho, que com palavras sábias iluminaram meu caminho ao retorno da minha essência: ver a vida colorida como as águas suspensas no ar e a luz do sol brilhando no céu, formando um arco-íris e irradiando energias de amor.

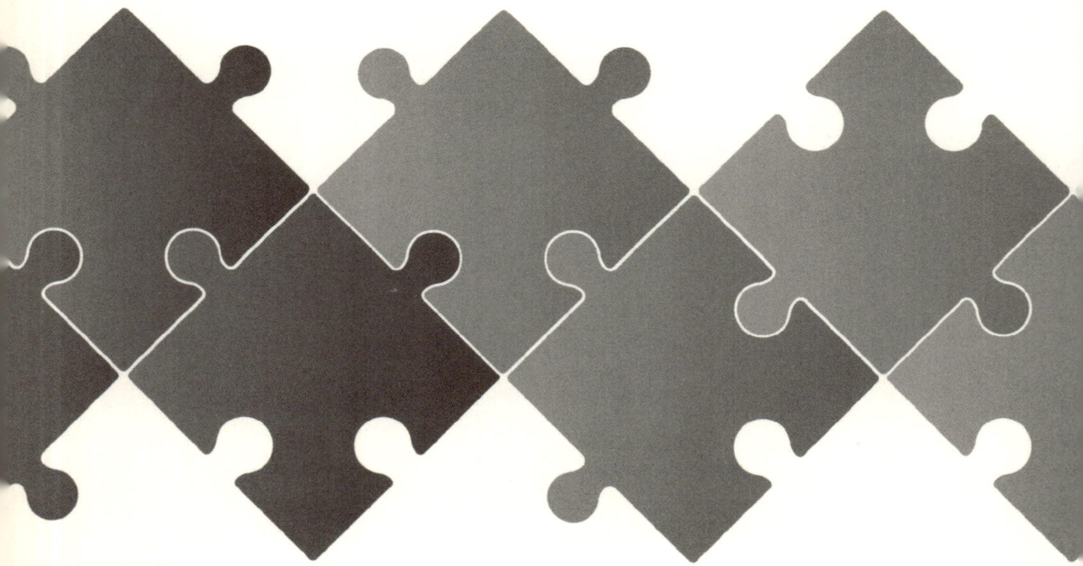

Como usar este livro

Ele é simples, rápido e objetivo.

Os capítulos estão divididos por áreas de necessidades.

Dicas: você irá encontrar o básico dos saberes e afazeres de um lar.

Listas: estão contidos todos os dados pessoais, de emergência, cursos, viagens e planilha de gastos familiares.

Kits: você encontrará todos os itens básicos de produtos necessários para o excelente funcionamento de um lar.

Prefácio

Adquiri esse gosto muito cedo. Em meus desenhos, aos cinco anos, já recebia elogios por pintar muito colorido e dentro das linhas, e organizava os de que mais gostava na parede do meu quarto, todos alinhados. Iniciava-se um prazer por organização.

Aos 17 anos, quando fui para a universidade para cursar Artes, morando com amigas, tive a ideia de iniciar a divisão das rotinas de limpeza, das refeições, compartimentos de alimentos etc.

Com o casamento, veio a necessidade de fazer listas para a minha ajudante. Listas de afazeres diários, semanais, quinzenais e mensais, cardápios, supermercado, rotinas essenciais para uma casa limpa e organizada.

Amigas começaram a pedir as listas. Amaram a ideia de ter listas básicas prontas para não precisar dizer à ajudante o que fazer todos os dias.

Em 1995, tive a ideia de montar uma empresa para ensinar sobre arrumação. Mas não foi realizada. Iniciei uma pasta com recortes de revistas e jornais com tudo o que lia sobre organização. Surgiu então a ideia de um livro compacto e de fácil leitura. Um sonho, pois ainda estava apenas na imaginação.

Em 1997, comprei um livro sobre etiqueta para meus filhos, bem ilustrativo. Líamos e praticávamos as orientações em família. Após alguns anos, meu primeiro filho começou a me presentear com livros sobre organização, mas percebi que todos eram muito extensos e nada práticos de utilizar.

Escrever um livro? Eu tinha esse sonho sempre vivo nos pensamentos, mas nunca me sentava para começar. Os anos foram passando, mas a ideia continuava bem viva.

Em março de 2018, reencontrei Eliziane. Com um sorriso imenso e uma alegria contagiante, ela tocou no meu ombro e falou: "Lembra de mim?". "Claro, você foi minha aluna de educação artística", respondi. Agora ela é representante da editora InVerso. Acendeu uma luz em meu caminho: o livro que eu tanto queria escrever! Marcamos para conversar e ela amou a ideia.

Desde esse dia ela e minha família foram os incentivadores deste sonho que agora se realiza. Como artista visual, amadureço bem as ideias dos meus sonhos para colocar em ação, e vou pintando, escrevendo, organizando toda a minha rotina diária com calma e dedicação.

Tenho facilidade de organizar a minha vida, e as de todos os que estão por perto; faz parte do meu ser. Realizo com leveza, amor e carinho.

Amo ajudar as pessoas — sou sempre eleita em todos os grupos para ficar com a parte financeira e agendamento. Aliás, uma agenda em minha vida é peça-chave. Sempre ao meu lado, para uma rotina sem esquecimentos.

Nos últimos anos tenho meditado e praticado mente atenta todos os dias. Minha vida se tornou mais clara, leve e com muita criatividade. Começe e verá sua vida se renovar a cada dia.

Dica: medite e pratique mente atenta todos os dias.

Sumário

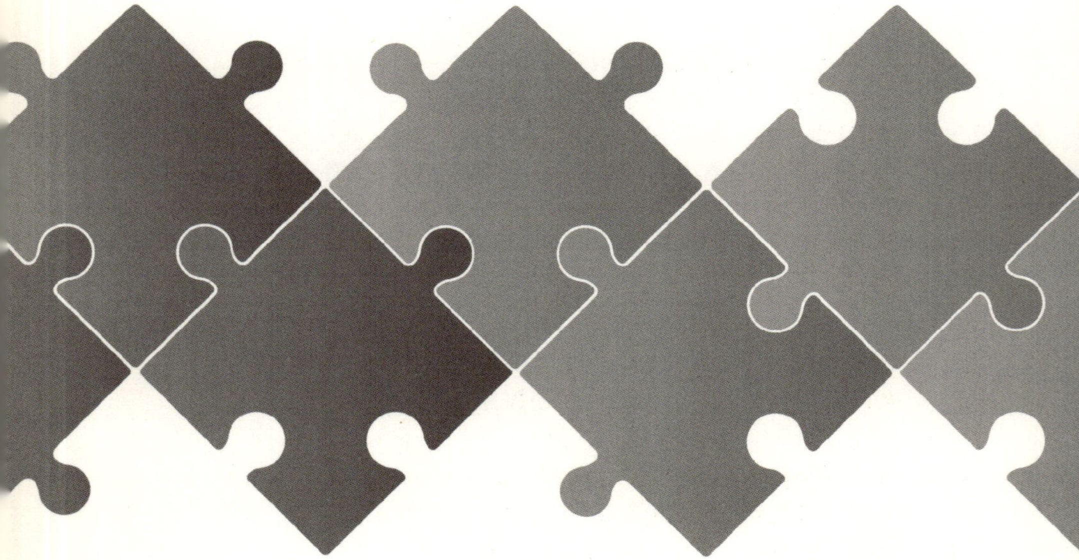

Dicas

1. AGENDA

Esse é o acessório mais importante para uma vida organizada e sem surpresas desagradáveis por possíveis esquecimentos. Anotar e deletar ou riscar o que for concluindo, e passar para a frente o que está por fazer. Ir concluindo por prioridades.

Ter uma agenda de papel, no celular, tablet ou computador. Deve ser a mesma para compromissos particulares e profissionais, para que não haja choques de horários.

Os aplicativos de celular são fáceis de usar. Você cria a sua própria lista. E também pode compartilhar com outras pessoas, para anotarem simultaneamente os compromissos.

Crie listas de supermercado, farmácia etc. No Android, você pode usar o aplicativo Google Keep, de notas e listas. No iPhone, acesse Lembretes. Se você criar o hábito de anotar na agenda em períodos de 1, 3, 6 ou 12 meses tudo o que emprestou para outras pessoas — livros, roupas, utensílios, etc. — sempre com a data e o nome da pessoa, ficará muito fácil de saber com quem estão seus pertences. Uma dica é usar o mês de dezembro como referência: se a pessoa não devolveu até essa data, envie uma mensagem carinhosa, lembrando-a disso. No item Listas, mais adiante, há uma planilha pronta para isso.

Programe em sua agenda um dia por mês e ande por todos os ambientes de sua residência anotando tudo o que precisa de conserto, como lâmpada queimada, porta solta, torneira pingando etc. Marque um dia e faça todos os reparos juntos. Assim, se precisar chamar pessoas especializadas, marque no mesmo período, de manhã ou à tarde.

2. ORGANIZAÇÃO

Ande com as pessoas que moram em sua casa pelos cômodos e abra todos os armários. Mostre-lhes a organização e peça que ajudem a mantê-la. Vocês podem organizar a casa juntos. Assim todos podem opinar e gravar melhor onde guardaram objetos e roupas, e mantê-los organizados diariamente. Casa arrumada deve ser uma tarefa diária, com toda a família consciente, assim não se sobrecarrega uma pessoa só. Se você for deixando as pequenas coisas desarrumadas, quando perceber, serão muitas coisas para arrumar, e precisará de muito mais tempo.

Toda a família deve colaborar. Sempre que pegar, retornar ao lugar depois. Isso leva apenas alguns minutos, se feito diariamente. Faça isso como rotina e sua casa estará sempre arrumada e limpa. Deixe cada ambiente melhor do que encontrou ao chegar.

Marque de 15 a 30 minutos diários no relógio e pratique algumas ações, mudando assim os hábitos com uma nova rotina de arrumação. E quando estiver tudo em ordem, você verá a diferença nos ambientes.

Coloque em sua agenda qual cômodo da casa será organizado em cada mês, e cumpra. Aproveite para fazer as doações do que não está utilizando.

Tudo de que você precisa para organizar os ambientes são caixas de diversos tamanhos, de preferência transparentes, e sempre com etiquetas de identificação.

Inicie esvaziando as gavetas e prateleiras. Pratique o desapego e guarde somente o essencial. Você irá perceber que possui muitos itens iguais que já não utiliza.

Essa é a melhor forma de ver realmente do que precisa. Tentar agrupar os objetos, utensílios e roupas por categorias. Por exemplo, tudo de que precisa para viajar: malas, mochilas, frasqueiras, cadeados, embalagens para calçados etc.

É recomendável se desfazer de roupas e objetos que não utiliza há mais de um ano, e repassá-los a outra pessoa. Você também pode doar ou vender na Internet, onde se pode vender e comprar quase qualquer coisa. Talvez tenha de pagar uma pequena taxa pelo serviço, mas vale a pena. No Brasil, por exemplo, há o Mercado Livre, a OLX, entre muitos outros. Além do enjoei.com.br, especializado em moda.

Menos é mais — pense na hora de comprar por impulso. Eu preciso? Eu já tenho algo parecido? Onde vou colocar? Vou substituir algo que já tenho? Isto vai me fazer mais feliz? Quanto menos objetos eu tenho, mais fácil se torna manter organizado.

• Coloque etiquetas adesivas nas prateleiras, nas gavetas, nos recipientes e até nos armários das áreas de trabalho e de armazenamento. Esse recurso não só permite que todos os membros da família encontrem o que desejam sem precisar abrir os locais, como também os motiva a manter tudo em ordem.

• Suportes de plástico transparente para sapatos podem ser utilizados também para calcinhas, cuecas, lenços, meias e apetrechos em geral. Pendure nas portas internas dos armários do quarto, da cozinha, da lavanderia, da garagem. Existem divisórias internas de gavetas e separadores de muitos modelos. Ajuste conforme sua necessidade.

• Organize em caixas de papel ou plástico (de preferência transparentes) ou potes ou vidro com tampa. É mais prático se estes forem do mesmo tamanho para cada local, pois facilita na hora de empilhar e servem para organizar tudo em todos os locais.

• Cada gaveta ou prateleira, de preferência, organizada com coisas afins. Defina locais fixos e organize todos os objetos por categoria. Por exemplo, livros, materiais de escritório, acessórios para viagens, documentos, material de limpeza, material elétrico, ferramentas, costura, primeiros socorros, sacolas, roupas sujas, roupas limpas, doação, conserto, lixo, etc.

• Deixe um porta-chaves, ou caixa, ou bandeja, na entrada da casa, próximo à porta, para depositar objetos (chaves, controles, carteira, celular, etc.). Facilita encontrá-los rapidamente. É especialmente útil para suas visitas, para que não precisem ficar procurando seus pertences na hora de sair.

• Deixe uma caixa, cesto ou sacola em lugar visível (talvez perto da porta de saída), para colocar coisas que precisa devolver, consertar, levar à lavanderia ou doar. Assim se lembrará mais facilmente.

• Reabasteça o tanque do seu veículo quando o combustível estiver na metade da capacidade. Assim nunca ficará no meio do trânsito.

• Tenha chaves reservas do carro, do escritório, do trabalho, etc. em um local definido.

• Deixe rolinhos de sacos de lixo nos banheiros, cozinha e lavanderia. Facilita na hora de trocar.

• Os kits básicos de limpeza do banheiro e de animais devem estar separados em organizadores plásticos apropriados para transporte até o local da limpeza.

• Nunca use os mesmos panos, escovas e esponjas em áreas de banheiro, cozinha e de animais, para evitar contaminação.

• Deixe bolsas, mochilas, roupas e calçados separados antes de ir dormir.

• Prepare a mesa do café da manhã à noite.

• Coloque um tapetinho ou capacho do lado externo ou interno da porta de entrada. Coloque o seu chinelo ali, evitando levar ácaros pela casa.

3. PAPÉIS

Fotografe passaporte, carteira de identidade, CPF, carteiras de saúde, de motorista e de trabalho. Mantenha essas fotografias no telefone, para emergências, ou xerocadas em uma pasta em casa, para o caso de extravio.

Use uma gaveta ou caixa para guardar todos os documentos recebidos. Se estiver com tempo, já separe em pastas definidas. Uma vez ao ano, faça uma reciclagem e só guarde os que realmente for necessário arquivar.

Crie pastas separadas com etiquetas para contas a pagar, garantias, certificados e manuais de instrução de aparelhos e equipamentos, exames médicos, documentos em geral (seguros, propriedades, impostos).

Comprovantes de tarifas públicas e imposto de renda devem ser guardados por cinco anos em uma pasta. Guarde em uma só pasta os certificados de garantia, com as notas fiscais, dos eletrônicos, móveis etc., conforme as datas de validade. Separando, fica mais fácil encontrar e também descartar na data correta.

Use a tecnologia a seu favor. Irá agilizar a sua rotina. Coloque em débito automático o máximo de contas que puder. Quando elas chegarem, já programe o agendamento para o dia do vencimento em sua conta bancária. Poupará o tempo de se deslocar até o banco. Mas, se preferir, poderá ir aos bancos, caixas eletrônicos, com o cartão, ou casas lotéricas. Se o boleto estiver vencido, você deverá calcular os juros e multas. Confira o seu extrato bancário semanalmente.

Faça um orçamento anual de despesas reais, e assim saberá quanto pode gastar nos extras. No item Listas, você encontrará a planilha de despesas. Você pode fazer em seu computador ou manualmente. É importante anotar as despesas fixas e também as eventuais. Assim terá seus rendimentos e gastos sob controle. Ao final de cada mês, faça a soma. Você ficará surpreso com gastos desnecessários, por impulso.

Assim poderá analisar como será programado o próximo mês.

Deixe sempre uma reserva para eventuais despesas que não estão no orçamento.

Documentos que devem ser guardados para sempre:

Escrituras de propriedade, comprovantes de impostos de compra, quitação de dívidas. Certidões de nascimento, casamento, óbito e divórcio, adoção ou custódia. Apólices e ações, todos os contratos e notas promissórias, procurações e documentos militares.

4. QUADROS

Regras básicas de como fixar quadros nas paredes

• Centralizar bem no meio do móvel, e colocar 20 centímetros acima dele. Se o sofá tiver o encosto alto, pode ser um mínimo de 10 centímetros. Observe sempre a altura do olhar.

• Calcular 1,6 m do chão até o eixo do quadro (centro), que deve ficar na altura do olhar.

• Para mais de um quadro, ter uma distância de 5 a 10 centímetros entre eles.

• Uma maneira simples é recortar em papel todos os tamanhos, fixar com fita crepe na parede e olhar de longe. Assim você terá certeza do que quer.

• Use um lápis para marcar o local em que irá furar.

• Pode usar pregos de aço, furadeira ou fita dupla-face, dependendo do peso.

• Ao lado estão dois exemplos da altura e da distância entre eles.

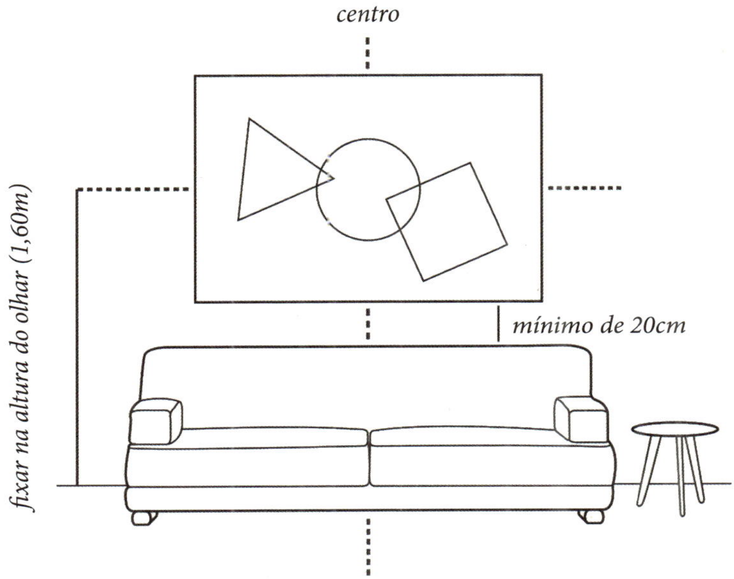
centro
fixar na altura do olhar (1,60m)
mínimo de 20cm

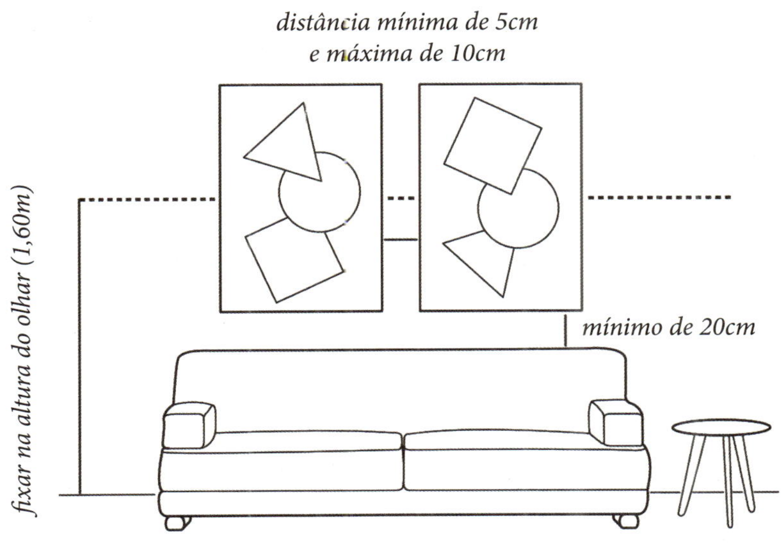
distância mínima de 5cm
e máxima de 10cm
fixar na altura do olhar (1,60m)
mínimo de 20cm

5. VIAGENS

Tenha sempre pronta uma lista básica de tudo o que vai precisar em uma viagem. Poderá utilizar em todas as viagens, curtas ou longas, e ir acrescentando ou retirando itens a cada viagem.

Utilize a lista na saída do hotel para conferir os conteúdos que levou. Isso evitará esquecimentos.

Comece a anotar com uma semana de antecedência. Sempre terá que levar ou comprar alguma peça de roupa. Se viajar frequentemente, já pode deixar uma bolsinha com os produtos de higiene em embalagens pequenas.

• Procure na Internet como será o clima. Mesmo assim, leve algo a mais da estação contrária, pois o tempo pode mudar repentinamente.

• Use de preferência a carteira e o passaporte no bolso da frente, bolsa pochete (doleira) sob a roupa ou bolsas atravessadas a tiracolo, sempre viradas para a frente.

• Poucas joias, e de preferência em uso.

• Leve anotados, na carteira ou no celular, tipo sanguíneo, remédios de uso contínuo e alergias. Será muito útil em caso de emergência.

• Os passaportes devem estar com validade mínima de seis meses antes do dia da viagem. Verifique se o país exige algum tipo de vacina ou visto de entrada.

• Medicamentos (para viagens internacionais devem estar nas embalagens originais, com a bula).

• Roupas delicadas podem ser embaladas com papel de seda (evita que amassem).

• Leve uma cópia do seu itinerário e seu passaporte, e deixe outra com algum familiar que não irá viajar, para emergências.

• Cartões de visita para entregar a pessoas de interesse que conhecer na viagem.

• Fotografe as malas e bolsas (caso forem extraviadas, favorece a identificação pelas pessoas que irão lhe ajudar na busca).

• Distribua os pesos na mala (calçados devem ficar na parte inferior, onde ficam as rodinhas).

• Caso transporte objetos delicados nas malas, enrole-os em algumas peças de roupas e posicione bem no meio da mala. Se o objeto for pequeno, coloque-o dentro dos calçados.

6. ETIQUETAS DE BAGAGEM

As etiquetas de viagem servem para identificação de todas as bagagens, bolsas, mochilas, malas etc. Preencha e depois imprima várias cópias. Coloque na parte interna de todas as bagagens. Em caso de extravio, você logo será localizado se fornecer os seus dados e avisar que as bagagens estão identificadas no interior.

Em viagens internacionais, a empresa aérea ou agência de viagem fornece as etiquetas externas, mas algumas vezes elas se perdem. Garanta-se com uma etiqueta interna também.

Sempre que viajar, faça fotocópias das etiquetas da página ao lado.

VIAGENS INTERNACIONAIS

NAME: ______________________________________
COUNTRY: ___________________________________
STATE: ______________________________________
CITY: _______________________________________
ADDRESS: ___________________________________
PHONES: +55 _________________________________

VIAGENS NACIONAIS

NOME: ______________________________________
PAÍS: _______________________________________
ESTADO: ____________________________________
CIDADE: ____________________________________
ENDEREÇO: __________________________________
TELEFONES: _________________________________

NOME: ______________________________________
PAÍS: ______________________________________
ESTADO: ____________________________________
CIDADE: ____________________________________
ENDEREÇO: __________________________________
TELEFONES: _________________________________

NOME: ______________________________________
PAÍS: ______________________________________
ESTADO: ____________________________________
CIDADE: ____________________________________
ENDEREÇO: __________________________________
TELEFONES: _________________________________

NAME: ______________________________________
COUNTRY: ___________________________________
STATE: _____________________________________
CITY: ______________________________________
ADDRESS: ___________________________________
PHONES: +55 ________________________________

NAME: ______________________________________
COUNTRY: ___________________________________
STATE: _____________________________________
CITY: ______________________________________
ADDRESS: ___________________________________
PHONES: +55 ________________________________

7. COMO SE PORTAR

7.1 VESTIMENTA

Trajes usados em diferentes ocasiões, dependendo do convite. Caso o convite não especifique, use a regra: **menos é mais.**

Traje esporte ou casual: é um traje diário, simples, mas arrumado. Evite bermudas e chinelos.

Traje esporte fino, alto esporte, passeio, passeio informal ou recepção: mais arrumado que o esporte, vestidos, pantalonas de tecidos mais sofisticados, bolsa de pequena a média. Blazer, calça mais esportiva, camisa social e sapatos.

Traje social, formal ou passeio completo: eventos mais sofisticados, vestido longuete ou longo, bolsa pequena. Terno, camisa social, gravata e sapato social.

Traje a rigor, gala ou black-tie: longo com ou sem brilho, xale, estola e bolsa pequena. Smoking, gravata-borboleta, abotoaduras e sapatos pretos sociais para homens.

Veja como fazer o nó da gravata:

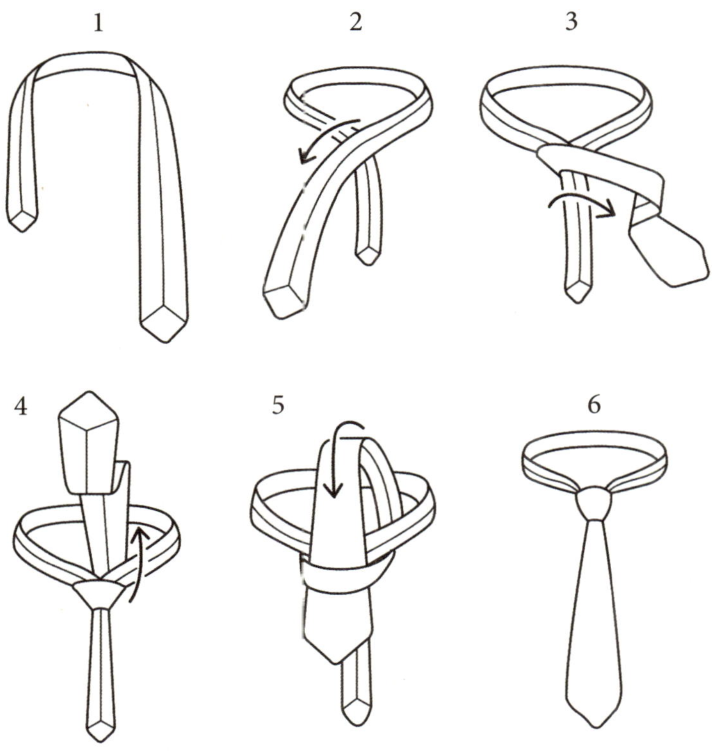
1
2
3
4
5
6

7.2 REUNIÕES, EVENTOS, PALESTRAS, ALMOÇOS DE NEGÓCIOS

Celulares devem ser mantidos desligados ou em modo silencioso durante reuniões, palestras, cursos, cinema, teatro, apresentações. Saia dos locais se for urgente e precisar retornar a ligação. Nunca atenda o celular de outra pessoa.

Se você for o anfitrião, seja o primeiro a chegar. Nunca deixe um convidado esperando. Organize o local e veja se está tudo dentro do esperado.

Se você for o convidado, chegue com antecedência ao horário marcado. Caso se atrase, ligue informando.

Pense no que irá vestir. Menos é mais, então não exagere com perfumes fortes e roupas ousadas. Cada ocasião requer uma vestimenta, e mesmo que o local seja descontraído, evite bermuda e camiseta. Escolha uma roupa discreta e elegante.

Retoque a sua maquiagem no banheiro, nunca nos locais com mais pessoas.

Óculos escuros devem ser retirados durante as conversas, para que a outra pessoa possa olhar nos seus olhos.

Se você estiver em um almoço de negócios e precisar usar o laptop, faça-o depois do cafezinho.

Se você for pagar a conta, combine com o garçom na entrada e saia discretamente da mesa para pagar.

A carona se torna prazerosa se você levar ou buscar a pessoa no local correto. Evite o meio do caminho. O bem se faz por completo.

7.3 MÉTODOS DE SERVIR REFEIÇÕES

Americano: se a sua mesa já estiver arrumada, leve somente o prato até o bufê, segure com uma das mãos e sirva com a outra. Caso esteja tudo no bufê, segure os talheres e o guardanapo sob o prato e sirva-se com os talheres do bufê. Jamais utilize os seus talheres para se servir.

À inglesa: os pratos virão prontos e cobertos por uma cloche, que será retirada pelo garçom.

À francesa: pratos prontos que serão servidos em três etapas: entrada, prato principal e sobremesa.

A bebida sempre será servida pela sua direita; a comida, pela esquerda.

7.4 REGRAS À MESA

• Mantenha uma postura ereta e elegante; pernas juntas ou cruzadas.

• Desdobre o guardanapo de tecido e coloque-o no colo. Se for grande, dobre ao meio, e se for pequeno, deixe aberto. Se precisar levantar-se, coloque o guardanapo na cadeira até voltar à mesa. Limpe a boca com leves batidinhas. Ao terminar a refeição, deixe o guardanapo do lado esquerdo do prato. Se o guardanapo for de papel, deixe-o sobre a mesa, do lado esquerdo.

• Sempre inicie usando os talheres de fora para dentro, conforme a comida for servida.

• Ao cortar os alimentos, mantenha os cotovelos junto ao corpo.

• Deixe as mãos sobre o colo nos intervalos da refeição.

• Dica mágica: nunca os cotovelos, às vezes o antebraço, e sempre os punhos sobre a mesa.

• O pão deve ser partido e levado à boca sempre com as mãos.

• Somente o frango a passarinho pode ser levado à boca com as mãos.

• Para comer massas, use somente o garfo. Se necessário, utilize a colher para ajudar.

• Canapés e aperitivos não precisam de talheres.

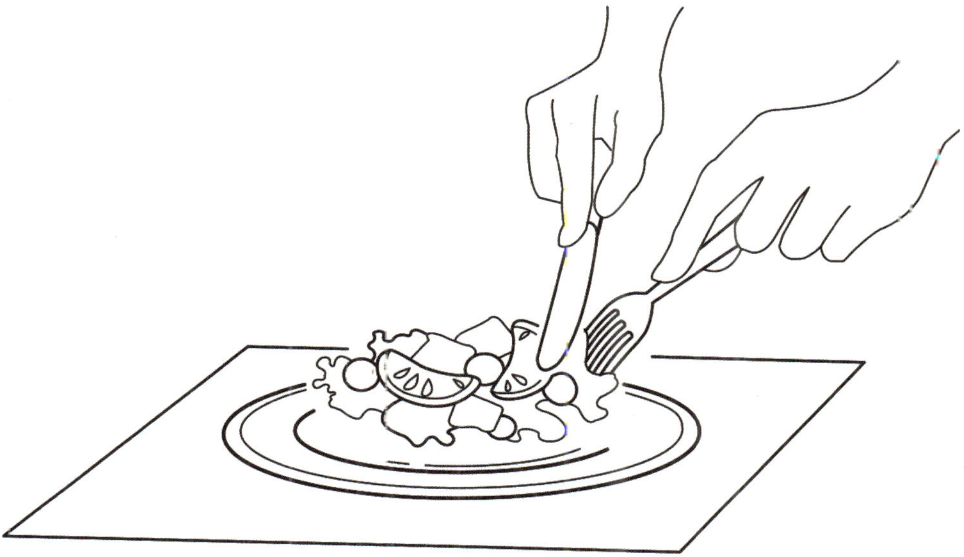

Segure a faca sempre com a mão direita. O garfo pode ser usado com as duas mãos. Caso você seja canhoto(a), poderá segurar a faca com a mão esquerda.

Corte os alimentos conforme os for levando à boca. Somente os pais podem cortar toda a comida para as crianças pequenas, até que aprendam.

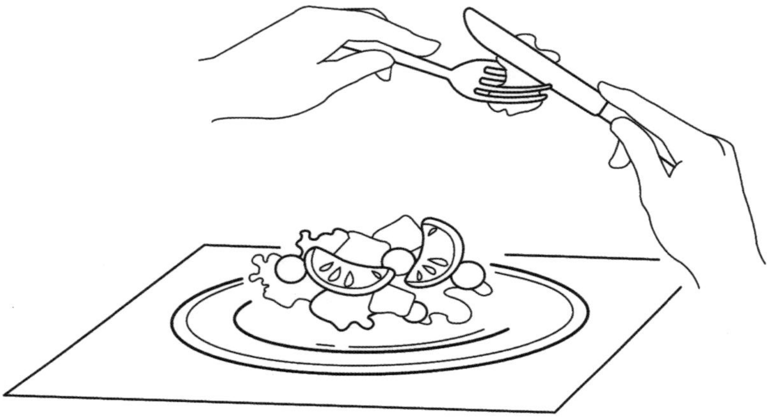

Pressione a comida no garfo com a faca.

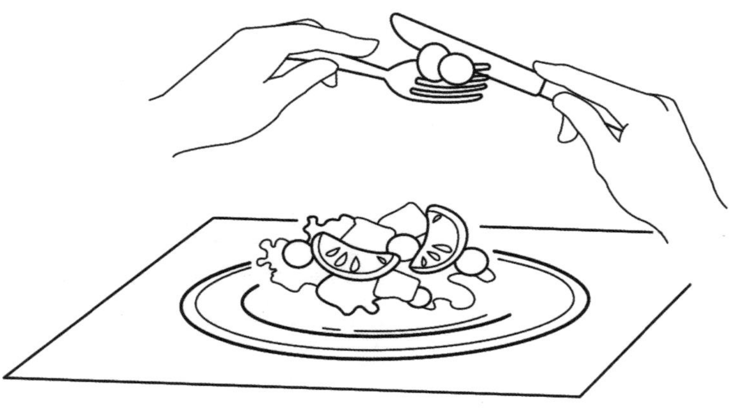

Apoie a faca no garfo para ajeitar a comida.

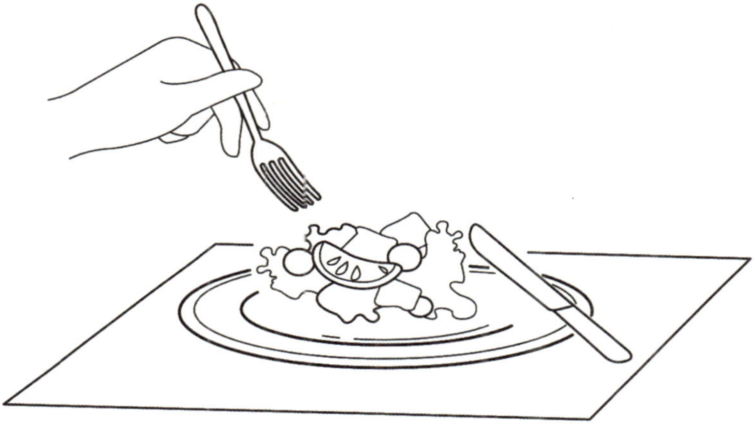

Quando levar a comida à boca, descanse a faca na borda direita do prato com o fio para dentro. Descanse sempre os talheres dentro do prato em uma pausa. Nunca os devolva à mesa enquanto estiver comendo.

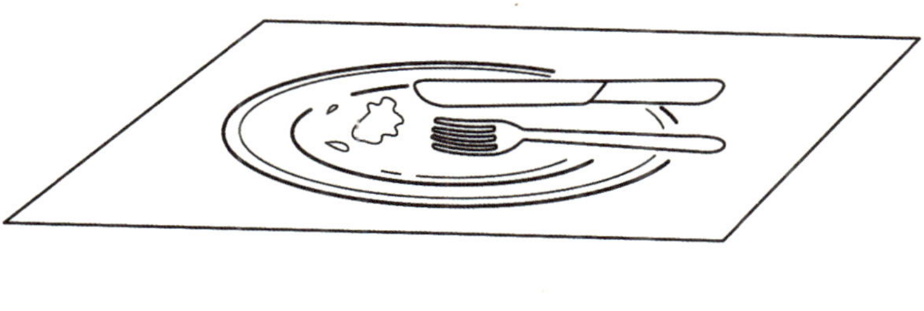

Arrume os talheres em paralelo, com o fio da faca voltado para dentro quando terminar a refeição.

Evite:

- Falar e comer ao mesmo tempo.

- Inclinar o corpo e a cabeça próximos ao prato.

- Gesticular com os talheres nas mãos.

- Deslocar o prato de lugar — espere que o garçom o retire.

- Usar "palito de dente".

- Fazer ruídos ao tomar líquidos como bebidas e sopas.

- Espirrar, bocejar ou tossir. Se precisar, vire o rosto e coloque a mão ou guardanapo na frente da boca.

- Beber líquidos com comida na boca. Termine de mastigar e use o guardanapo antes de beber — assim evitará deixar resíduos no copo.

- Juntar o guardanapo, se cair: peça outro ao garçom.

7.5 COMO ARRUMAR A MESA

Inicie colocando uma toalha (de preferência clara, ou jogo americano).

Pode acrescentar um sousplat (prato de baixo), um prato maior do que o de refeição, que mede entre 33 e 35 centímetros e serve como base, para a mesa ficar mais elegante.

Um recipiente pequeno e baixo com flores no centro, naturais ou artificiais, dá um toque especial. Pode acrescentar velas para ficar mais aconchegante.

Inicie colocando o prato raso. Em seguida, os talheres, que são ordenados de fora para dentro, de acordo com a ordem em que forem servidos os alimentos.

O prato de sopa ou de salada deve ficar sobre o prato raso.

A sopa deve ser tomada com a lateral da colher.

O prato para couvert (aperitivo) fica à esquerda, no alto.

Posição dos talheres: colheres e facas (com o fio para dentro), à direita; garfos à esquerda; garfo e colher de sobremesa, acima; copos à direita, acima do prato. Existem garfos e facas especiais para peixe.

Os talheres que não forem usados permanecem no local de origem.

O guardanapo deve ficar sobre o prato, ou do lado esquerdo.

Confira as imagens a seguir:

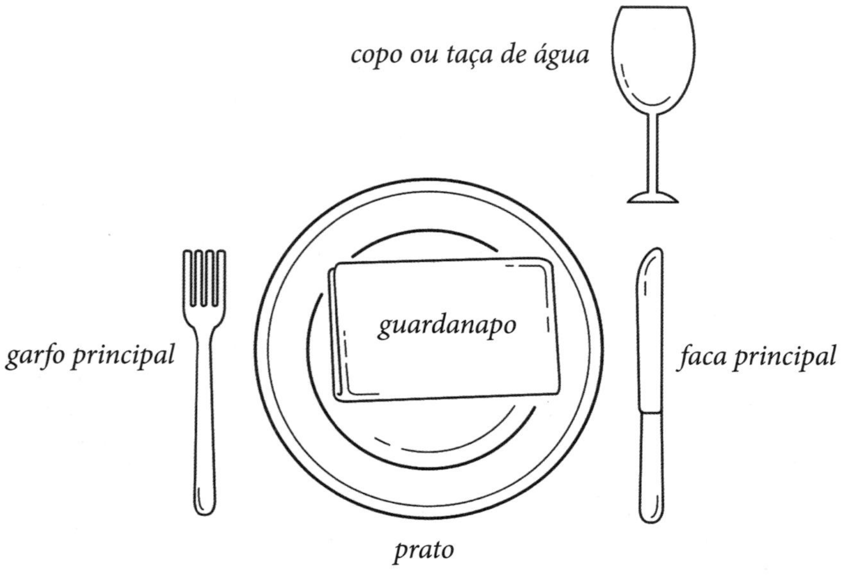

Casual ou familiar: dia a dia

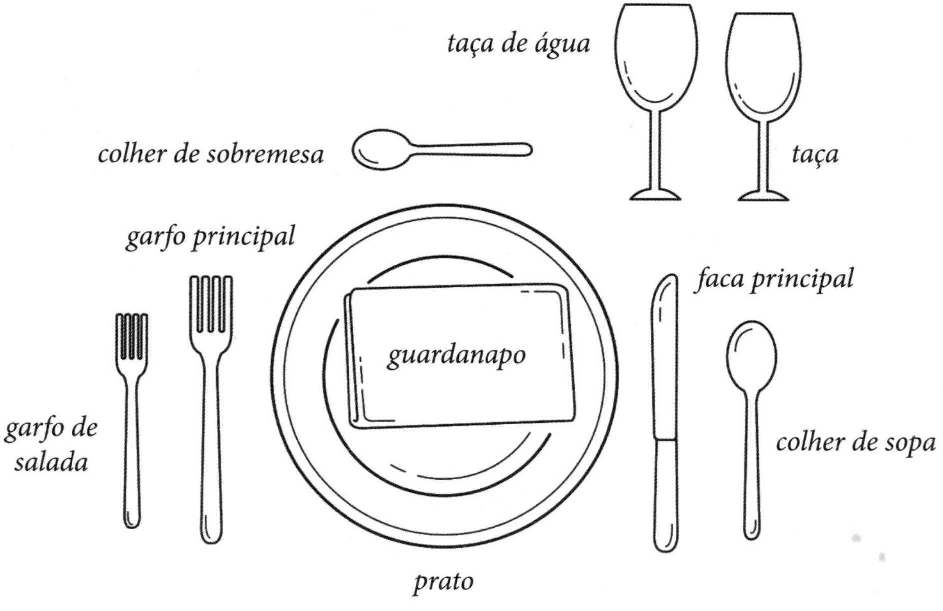

Informal: almoços ou jantares para amigos

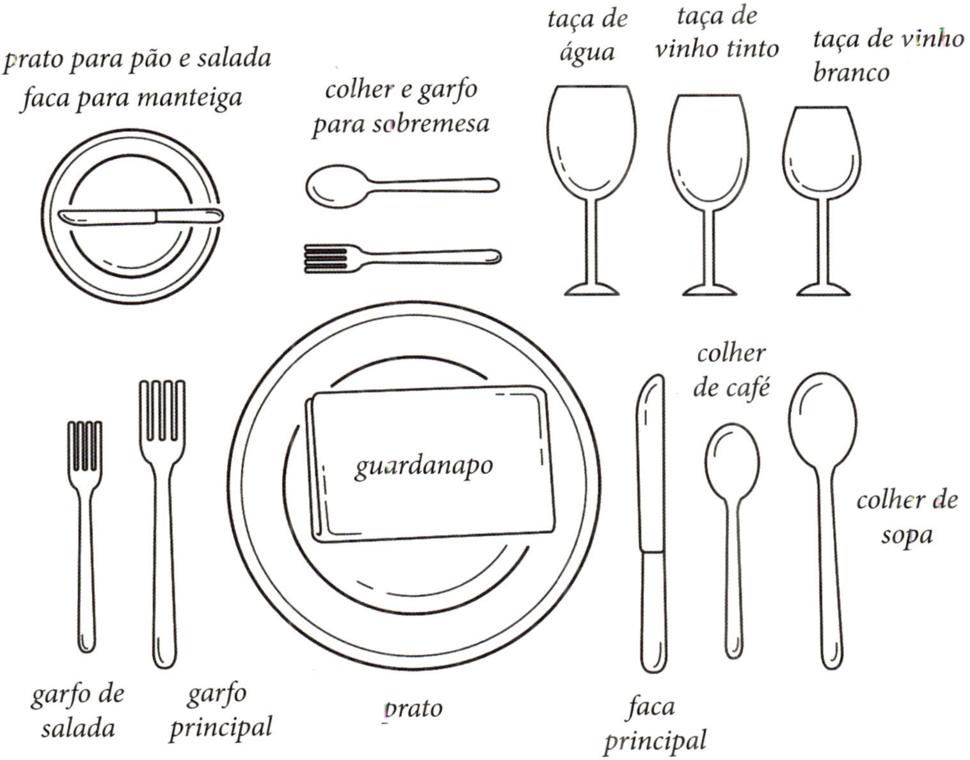

Formal: para datas comemorativas

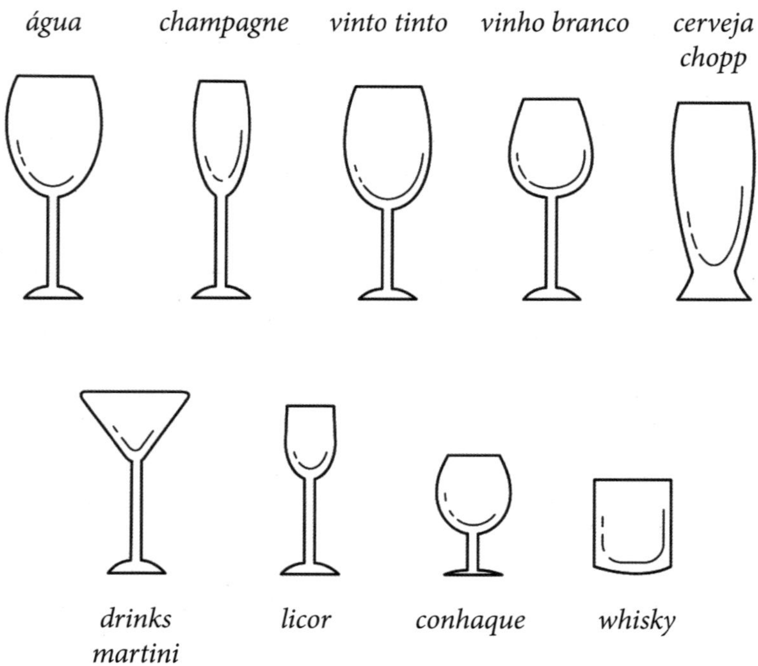

Taças corretas para cada tipo de bebida.

8. COZINHA

Faça um cardápio mensal e um semanal. Assim facilitará as compras no supermercado.

Verifique tudo o que precisa comprar para as receitas da semana.

Armazenar toda a linha seca de cozinha em vidros ou potes transparentes para facilitar a visualização (todos com etiquetas de identificação).

Todas as embalagens empilhadas em todos os locais, com uma ótima visualização.

Recipientes para congelamento de sobras de comida, frutas e legumes, descartáveis, plásticos ou de vidro, de preferência transparentes. Colocar uma etiqueta ou fita crepe com a data e o tipo de alimento (depois de congelado fica mais difícil de visualizar, e também pode ficar meses esquecido no congelador).

Alimentos secos podem ser retirados das embalagens e colocados em vidros ou potes plásticos, com etiquetas contendo nome e data de validade. Procure manter uma quantidade para o mês. Assim estarão sempre dentro da validade.

Caderno de receitas com índice e páginas numeradas. Fica rápido para encontrar. Pode ser escrito manualmente, impresso, no tablet etc. Ele deve conter as suas receitas favoritas. Na Internet existem milhares de receitas se não quiser manter um caderno. Pode fazer uma pasta com as de que gostar.

Condimentos de rotina para cozinhar devem ser deixados longe do fogão, de preferência em um armário ou gaveta. Se ficarem expostos, acabarão grudentos e empoeirados.

Quando cozinhar, vá colocando água nos recipientes utilizados na pia, para que fique mais fácil de lavar após as refeições.

Ao experimentar um alimento durante a manipulação, jamais volte a colher para a panela.

Temperos: se não tiverem cheiro bom, é sinal de que já passaram da validade, e sua comida ficará sem sabor. Descarte.

Vegetais que devem permanecer fora da geladeira para manterem o sabor: pepinos, batatas, cebolas, gengibre, abobrinhas, tomates e alho.

Todas as frutas, até amadurecer, permanecem fora da geladeira; depois de maduras e cortadas, em refrigeração.

Lave verduras, legumes e frutas antes de comer ou cortar. Use uma escovinha só para isso.

Lave ou passe um pano em todas as embalagens antes de guardar nos armários.

Lave as mãos antes de manipular os alimentos, e várias vezes durante o preparo. Prenda os cabelos e use uma touca ou rede apropriada para evitar a queda de fios de cabelo nos alimentos.

Use avental para não sujar ou molhar a sua roupa.

Mantenha uma toalha para secar as mãos e outra para secar os utensílios de cozinha. Troque-a diariamente.

Tudo que for de acrílico, lave com o lado macio da esponja, para não riscar (ex: divisórias da geladeira).

Utilize uma tesoura, que deve permanecer na gaveta da cozinha, para abrir embalagens.

Lave bem a esponja de lavar louça e pendure-a para secar. Troque-a semanalmente.

Tábuas de corte de madeira devem estar bem secas antes de ser guardadas.

Como abrir e servir um espumante: secar a garrafa, desenrolar o arame e tirar a gaiola, sempre segurando (a rolha pode se soltar). Segure bem firme a rolha e gire a garrafa. Sirva aos poucos: as bolhas transbordam se servir rápido.

Supermercado: comece as compras pelos materiais de limpeza e higiene; depois para os alimentos perecíveis, verduras, frutas, carnes, laticínios e congelados. Se necessário, leve uma caixa ou sacola térmica e compre gelo para colocar no carro, se o trajeto for longo e a temperatura estiver alta. (Veja o capítulo *Listas*, adiante.)

O lixo orgânico deve ser retirado diariamente, ou no máximo a cada dois dias, e levado para fora de casa, nas lixeiras próprias.

Lixo reciclado deve ser lavado antes do descarte. Siga as orientações de sua cidade.

8.1 GELADEIRA

É muito importante guardar os alimentos conforme as orientações de cada refrigerador.

No geral, carnes, leites e queijos ficam na parte superior, frutas, legumes e saladas, nas gavetas inferiores, e os demais alimentos na parte central.

Depois de aberto ou cozido, a durabilidade de cada alimento varia, assim como a data de validade impressa na embalagem.

1 dia: peixe fresco
1 a 2 dias: carnes cruas de gado, porco, frango e carne moída.
2 dias: leite
3 dias: doces
3 a 4 dias: carnes e sopas cozidas, alimentos pré-cozidos
7 dias: embutidos, defumados, ovos cozidos, conservas
15 a 30 dias: ovos crus
20 a 30 dias: molhos industrializados
2 meses: maionese, mostarda e ketchup

Mantenha os alimentos com certo espaço entre eles dentro do refrigerador, para que o ar possa circular.

Ovos nunca devem ser colocados na porta da geladeira, pois isso acelera a deterioração. Guarde-os em potes fechados. Lavar somente na hora de usar.

Lave ou passe um pano em todas as embalagens antes de levar à geladeira.

Nunca use sacola de supermercado, mas sempre sacos plásticos, filme ou papel-alumínio próprios para alimentos. Embale-os bem fechados.

Congelador: rotule tudo com data de embalagem e nome do alimento. Nunca recongele alimentos descongelados.

Observe sempre se tem alguma alteração de cor, aspecto, cheiro, sabor ou consistência. Qualquer mudança nesses sinais indica que o produto não está mais em condições de ser utilizado.

Veja como organizar os alimentos e cada tempo de duração na geladeira depois de abertos:

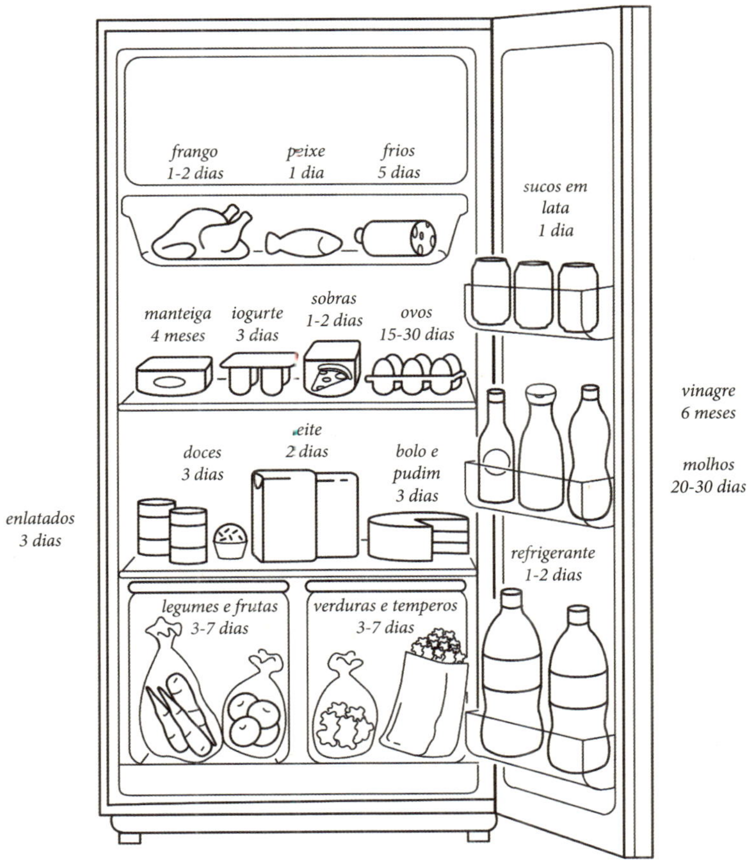

8.2 QUANTIDADES POR PESSOA EM UM ALMOÇO OU JANTAR

As quantidades de alimentos por pessoa variam conforme o evento e a variedade de pratos a serem servidos. Seguem exemplos de pratos principais. Dependendo dos acompanhamentos, reduza a quantidade do principal (cálculos dos alimentos crus).

Comidas:
Churrasco: 300 a 450 g
Carnes, aves e peixe: 200 g
Camarão: 70 g
Massas: 150 g
Risoto: 1 xícara para 2 ou 3 pessoas (dependendo do ingrediente complementar)
Arroz: 50 g ou ¼ xícara (como acompanhamento)
Feijão: meia xícara
Batatinha: 1 pequena
Canapés: 4 a 5
Queijos: 150 g
Sobremesa: 120 g
Docinhos: 5 a 6
Bolo: 100 a 150 g
Sorvete: 2 bolas

Bebidas:
Água e refrigerante: 300 ml
Cerveja: 3 latas
Vinho e espumante: 1 garrafa de 750 ml para 2 a 3 pessoas
Destilados: 1 garrafa de 750 ml para 6 pessoas

9. LAVANDERIA

Tenha dois cestos ou caixas grandes com tampa, um para roupas sujas e outro para roupas limpas e passadas.

Retire dos bolsos da peça de roupa todos os objetos antes de lavar. Feche os zíperes.

Só passe as roupas limpas, pois o calor fixa sujeira ou manchas.

Separe as roupas em: peças coloridas, brancas, delicadas, e toalhas de cozinha. Roupas claras e escuras misturadas podem manchar. Panos de limpeza também devem estar separados das demais roupas. Vire as peças escuras pelo avesso.

Caso manche algum tecido, existem diversos produtos específicos à venda.

Leia as instruções das etiquetas das roupas antes de colocar na lavadora (se podem manchar ou danificar) e da secadora (se podem encolher ou enrugar).

Materiais de limpeza podem ser acondicionados em prateleiras ou suportes pendurados, caso não tenha armário em sua lavanderia.

Mantenha um pequeno armário, cesto ou caixa na entrada da casa, com os chinelos. Assim que chegar, tire os calçados para evitar levar a sujeira da rua para os cômodos íntimos. Leve o calçado para a lavanderia, passe um pano úmido e guarde quando estiver totalmente seco.

10. QUARTOS

Ao acordar, sente-se no meio da cama, e com as duas mãos vá esticando lençol, colcha, cobertor, trazendo-os em sua direção. Em seguida, dobre-os até o meio da cama. Deixe ventilando para evitar a proliferação de ácaros.

Após sua higiene ou café da manhã, volte ao quarto e rapidamente puxe os lençóis e a colcha para cima. Pronto: sua cama estará arrumada. Se preferir, deixe os travesseiros sob os lençóis.

Ao acordar, vá direto para o chuveiro; você terá uma enorme disposição e seu dia vai ser mais tranquilo.

Ao final do inverno e do verão, lave todas as roupas, cobertores, colchas, e mantas usadas, e guarde-as limpas nos maleiros. Isso facilitará na chegada da próxima estação. Se as guardar sem lavar, podem aparecer manchas amareladas, ou até mesmo surgir traças.

Em geral as roupas devem ficar todas à vista. Caso precise de espaço, guarde somente as de inverno, como as de lã e as de alto verão. Assim facilita a troca para a estação correta.

Separe as roupas por estação nas prateleiras, gavetas e cabides. Atualmente, como temos um clima instável, é melhor, se possível, manter todas as roupas com boa visualização. Ou, talvez, as roupas mais pesadas de inverno possam ser guardadas durante o verão.

Organize roupas e objetos em geral de forma a que os mais usados fiquem na linha da cintura e mais à frente; os menos usados, mais ao fundo, em locais mais altos ou mais baixos.

Instale ganchos nos banheiros e quartos para pendurar toalhas, roupões e roupas que estão em uso, mas guarde ou coloque para lavar no máximo no dia seguinte.

Ganchos na parte interna dos armários podem organizar cintos, bonés, chapéus e gravatas. Para crianças, instale alguns ganchos mais baixos.

Ganchos atrás da porta do quarto organizam casacos, roupões, bolsas, mochilas e itens de uso diário.

Coloque uma pequena bandeja, prato ou caixa no criado-mudo ou cômoda ao lado da cama, para largar relógio, anéis, etc. Assim não se perdem pela casa ao tirá-los.

• Inicie a organização dos cômodos e de sua higiene pessoal uma hora antes do horário em que planeja apagar a luz. Leve a roupa suja para a lavanderia e já deixe separadas roupas, mochila, bolsa, etc., para o dia seguinte. Você pode também deixar a mesa pronta para o café da manha. Assim, ao acordar, estará com tudo organizado.

• Tenha um cesto de papéis em cada quarto para ser colocado o lixo reciclável.

• Troque os lençóis uma vez por semana (ou dormirá com alguns amiguinhos invisíveis).

• Cama não é local de comer.

• Abra as janelas todos os dias para o ar se renovar.

• Deixe o sol entrar.

• Leve um copo ou moringa com água, à noite, para o quarto. Caso acorde com sede, não precisará ir até a cozinha e perder o sono.

11. BANHEIRO

Em cada quarto ou banheiro, deixe um cesto para roupas sujas, que deve ser levado todos os dias até a lavandeira. Coloque as roupas sobre a bancada. Nunca jogue suas roupas e toalhas no chão.

Mantenhas as toalhas de rosto e banho nos toalheiros, e assim poderá usá-las por alguns dias. Irão secar rapidamente, e você estará colaborando com a natureza. Use as de banho no máximo por sete dias, e as de rosto por até três dias.

Tenha material de higiene de reserva. Anote quando estiverem acabando.

Como eliminar os mosquitinhos no banheiro? Higienize os ralos com água sanitária uma vez por mês.

12. REMÉDIOS

Devem ser guardados em local fresco e seco, protegidos da luz, e nunca no banheiro.

Beber um copo de água ao ingerir medicamentos em comprimidos (vale a pena pesquisar as consequências de ingeri-los a seco).

Remédios devem ser acondicionados em locais secos, numa caixa plástica transparente (veja a lista de exemplo).

Todos os medicamentos e outros produtos vencidos devem ser descartados de suas embalagens no lixo especial para isso. Somente as embalagens (ainda assim, não em todos os casos), podem ser recicladas.

12.1 COMPRESSAS

As compressas ajudam a aliviar dores em geral. Mas, se usadas incorretamente, podem causar efeito contrário.

Compressas frias ou gelo: são utilizadas em casos de entorses, traumas e distensões, nas primeiras 48 horas. Reduzem o inchaço e diminuem a dor.

Existem vários tipos de produtos, como bolsas de borracha para água, bolsas de gel, protetores de tecido com gel removível ou saquinhos plásticos com gelo dentro (neste caso, proteja a pele com um pano fino ou camiseta, para não queimar a pele). Mínimo de 15 e máximo de 30 minutos a cada 2 horas.

Compressas quentes: são utilizadas em torcicolos, lombalgias, contraturas musculares. Ajudam também para dores reumáticas. A temperatura deve ser suportável, para não causar queimaduras. Deixe-a no local até esfriar. Use um pano ou toalhinha aquecida com secador de cabelo, ferro elétrico ou água quente, bolsa de água quente, saquinhos de sementinhas aquecidos no micro-ondas.

Importante: siga as instruções de seu médico para um melhor resultado.

13. SEGURANÇA DAS CRIANÇAS

Deixe facas e objetos pontiagudos a uma altura que elas não possam alcançar de forma alguma.

Panelas em uso no fogão: mantenha com os cabos virados para trás, nas bocas do fundo.

Materiais inflamáveis, papéis e tolhas podem pegar fogo se estiverem próximos ao fogão.

O micro-ondas deve estar na altura da bancada. Se estiver mais no alto, pode causar queimaduras na retirada dos pratos. O forno elétrico ou a gás deve ficar na altura da bancada ou abaixo dela.

Manter fora da tomada aparelhos como torradeira, liquidificador, batedeira, cafeteira, etc.

Remédios, bebidas alcoólicas, cosméticos e produtos de limpeza devem estar em local alto ou fechado.

Evite brinquedos desmontáveis com peças pequenas que possam ser engolidas ou colocadas no nariz e ouvidos. Atenção também para botões, fios, agulhas, balões vazios, moedas, balas e sacos plásticos que podem sufocar.

Quando viajar, tire todos os aparelhos elétricos das tomadas e desligue o gás central. Mas refrigeradores permanecem ligados.

Leia os manuais de instruções dos equipamentos eletrônicos.

Leia as instruções dos materiais de limpeza.

Nunca deixe pessoas desconhecidas sozinhas em sua casa (entregadores, encanadores, eletricistas, pintores, instaladores etc.). Nunca abra a porta para estranhos.

Ao atender o telefone, pergunte quem fala e com quem quer falar. Não dê informações, especialmente seus dados pessoais, a estranhos.

Revise se as portas e janelas estão trancadas.

14. LIMPEZA

Limpeza diária

Uma rotina rápida para deixar tudo organizado:

- Arrumar a cama (menos de 1 minuto)
- Abrir as cortinas e janelas para arejar
- Lavar e guardar as louças
- Passar álcool nas bancadas da cozinha e banheiro
- Aspirar, varrer e passar pano no chão
- Limpar o banheiro
- Tirar o lixo orgânico (cozinha e banheiros)
- Limpar os calçados, deixar secar e guardar
- Guardar tudo o que estiver fora do lugar

Limpeza semanal

(pode ser dividida por dias: segunda-feira, terça-feira etc.)

- Tirar o lixo reciclado (diariamente ou conforme necessário)
- Trocar lençóis e toalhas
- Limpar os espelhos
- Lavar pentes e escovas de cabelo
- Lavar e passar as roupas conforme necessário
- Limpar micro-ondas, geladeira, forno, eletrodomésticos em geral
- Tirar o pó dos quadros, móveis e decoração
- Esfregar os banheiros (box, banheiras, chuveiro e vidros)
- Fazer o cardápio da semana e a lista de compras
- Regar as flores

Limpeza mensal

- Aspirar os estofados
- Limpar aquecedores, ventiladores, climatizadores e luminárias
- Limpar máquina de lavar roupa e louças por dentro e por fora
- Lavar vidros e persianas
- Colocar travesseiros, cobertores e edredons ao sol, aproveitando para lavá-los
- Aspirar, virar ou girar os colchões
- Limpar todos os armários por fora
- Eliminar remédios e alimentos vencidos
- Lavar os tapetes da cozinha
- Esvaziar e higienizar as gavetas de talheres e acessórios
- Colocas as escovas na água sanitária para desinfetar
- Limpar os pincéis de maquiagem com sabão neutro
- Limpar portas, rodapés, interruptores e tomadas
- Afastar eletrodomésticos e limpar atrás deles
- Limpar as canaletas das portas e das janelas de correr, inclusive dos armários

Limpeza semestral ou anual

- Lavar cortinas, tapetes, persianas estofados
- Limpar ralos e sifões
- Fazer o "desapego" em todos os ambientes (pode fazer um cômodo a cada mês)
- Limpar tetos, paredes, portas, esquadrias e venezianas das janelas
- Limpar os armários por dentro

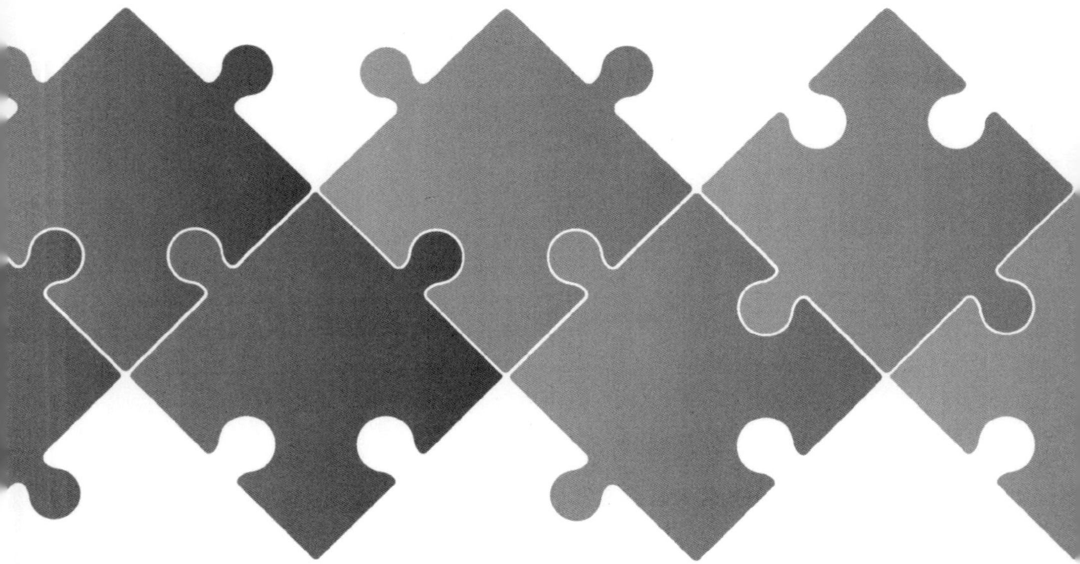

Listas

CRIE SUAS LISTAS

As listas possuem espaços para serem preenchidos a lápis. Assim, se necessitar alterar algum dado, terá mais facilidade. Ou deixe em branco e faça cópia para utilizar em folhas avulsas.

Elas são muito úteis, pois você as terá à mão para qualquer emergência, sem precisar decorar ou ficar procurando em vários locais.

A página das senhas e dados pessoais pode ser guardada em um local seguro de sua preferência.

No iPhone existe um aplicativo chamado Notas. Nele é possível criar um bloco de notas e adicionar uma senha, como um local seguro para arquivar todas as suas senhas. Assim você só precisará lembrar-se de uma senha para abrir o aplicativo onde encontrará todas as outras.

Use sua imaginação e crie suas listas conforme sua necessidade. Podem ser diárias, semanais, mensais ou anuais.

1. LISTAS DE DADOS, SENHAS E TELEFONES

1.1 DADOS PESSOAIS

Nome ______________________________________
Data de Nascimento ______________________________
RG ____
CPF _______________________________________
CNPJ ______________________________________
Passaporte __________________________________
Tipo sanguíneo ______________________________
Vacinas ____________________________________
Cartão de crédito 1 ___________________________
Cartão de crédito 2 ___________________________
Cartão convênio 1 ____________________________
Cartão convênio 2 ____________________________
Cartão de milhagem 1 _________________________
Cartão de milhagem 2 _________________________
Endereço ___________________________________
Cidade _____________________________________
CEP _______________________________________

Crie uma lista para cada membro da família.

1.2 SENHAS

Instagram ____________________
Facebook ____________________
E-mail ____________________
Netflix ____________________
Internet ____________________
Companhias aéreas ____________________
Convênios médicos ____________________
Laboratórios ____________________
Computador ____________________
Curriculum vitae ____________________
Aplicativos

1.3 TELEFONES DE EMERGÊNCIA

Contato familiar ______________________________

Polícia Militar ______________________________

Polícia Civil ______________________________

Samu ______________________________

Bombeiro______________________________

Médicos______________________________

Dentista______________________________

Veterinário______________________________

Eletricista______________________________

Encanador______________________________

Marceneiro______________________________

Pedreiro______________________________

Companhia de gás______________________________

Provedor de Internet______________________________

Escola______________________________

Sindico______________________________

2. LISTAS PARA AULAS

São importantíssimas. Deixe em local acessível. Assim facilita na hora de arrumar malas, mochilas, bolsas, etc.

Inglês: estojo, apostila

Ioga: tapetinho, meia com garrinhas

Natação: roupa de banho, óculos, touca de borracha, chinelo, toalha, xampu, condicionador, sabonete, escova de cabelo, prendedor de cabelo, roupão de banho

Futebol: chuteira, calção, camiseta, joelheira, meias longas

Balé: sapatilha, faixa, prendedor de cabelo, redinha para coque, collant, saia

Dança: sapatilha, faixa e prendedor de cabelo

Judô: quimono, cinto

Escola: livros, cadernos, estojo, lanche

3. LISTA DE DIVERSÃO E RELAXAMENTO

Escreva aqui ou no celular lembretes de itens para sua diversão e relaxamento: nomes de filmes, livros, lugares, cidades. Assim, quando tiver tempo, estarão todos anotados para você escolher.

4. LISTA DE AFAZERES

Conforme você se lembra, vá anotando e riscando quando executar cada tarefa. Anote aqui, celular, computador, uma folha A4, um adesivo lousa, ou quadro-negro, que fica lindo e prático. O importante é ir anotando, não importa como.

5. LISTA DE MANTIMENTOS E MATERIAIS DE HIGIENE

Itens básicos de supermercado devem estar fixos na lista.

Faça várias cópias e deixe em local visível na cozinha.

Marque com um "X" e acrescente o que estiver terminando, como alimentos, bebidas, material de limpeza etc.

Anote antes de acabar cada produto, pois poderá faltar exatamente no momento em que for utilizar.

Mantenha em local visível.

Renove a lista semanalmente.

6. LISTA DE VIAGENS

Crie esta lista para cada tipo de viagem: campo, praia, casamento, formatura.

- Cartões de crédito (se for internacional, libere o cartão antes da viagem)
- Documentos
- Passaporte
- Passagens
- Seguro-saúde
- Dinheiro
- Óculos de sol e de leitura
- Lentes de contato com material de limpeza próprio
- Chapéu ou boné
- Guarda-chuva dobrável e/ou capa de chuva descartável
- Apoio de pescoço
- Carregador de celular
- Adaptador de tomadas universal
- Artigos de higiene pessoal
- Pijama e roupas íntimas
- Roupas
- Calçados

____

____

____

____

____

____

7. PLANILHA DE EMPRÉSTIMOS

EMPRESTEI

Para (nome) ____

Objeto/Livro/Roupa ____

Data para retorno ____

Para (nome) ____

Objeto/Livro/Roupa ____

Data para retorno ____

PEGUEI EMPRESTADO

Para (nome) ____

Objeto/Livro/Roupa ____

Data para retorno ____

Para (nome) ____

Objeto/Livro/Roupa ____

Data para retorno ____

8. PLANILHA DE ORÇAMENTO FAMILIAR

Abaixo, segue uma planilha simples de despesas mensais como exemplo. E outra em branco, para você mesmo preencher conforme sua necessidade.

Planilha de Orçamento Familiar

Mês: Julho Ano: 2020

Despesa	Vencimento	Valor
Aluguel ou prestação do imóvel	10	R$ 542,00
IPTU	13	R$ 90,00
Condomínio	5	R$ 160,00
Energia Elétrica	12	R$ 88,79
Água	20	R$ 70,58
Internet/ Telefone Residencial	15	R$ 59,90
Celular	15	R$ 49,90
Educação (escola, faculdade, cursos)	5	R$ 922,00
Seguro veicular	18	R$ 117,00
IPVA	12	R$ 90,00
Farmácia	--	R$ 154,00
Saúde (médicos, exames...)		R$ 240,00
Alimentação		R$ 1.345,86
Transporte (combustível, pedágio)		R$ 312,50
Animais de estimação (ração,		R$ 65,00
Lazer (cinema, bares, presentes...)		R$ 120,00
Outras despesas		R$ 352,00
Total:		R$ 4.779,53

Planilha de Orçamento Familiar

Mês: ________ Ano: ________

Despesa	Vencimento	Valor
Total:		

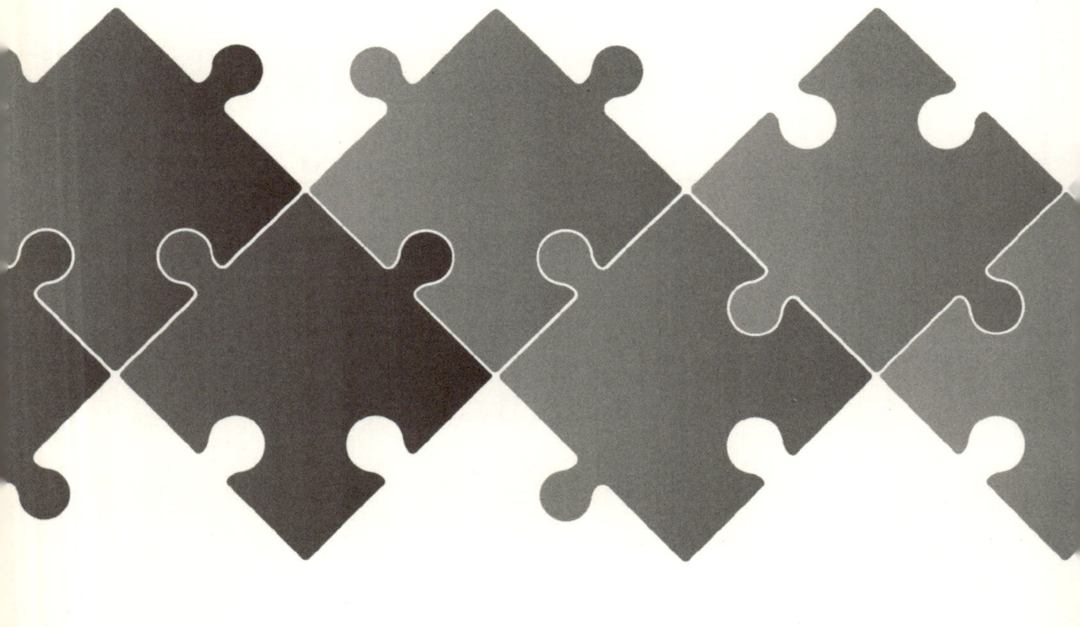

Kits

As listas dos kits são itens básicos para a formação de cada ambiente, podendo variar de acordo com a sua necessidade.

KIT DE LIMPEZA GERAL

- Luvas de borracha ou silicone (protege dos produtos químicos)
- Panos de microfibra (use secos ou úmidos, para limpeza geral)
- Esponja de aço (panelas ou formas muito sujas)
- Desinfetante líquido (pias e banheiros)
- Água sanitária (desinfetar, tirar mofo e alvejar tecidos brancos)
- Antimofo ou limo (ladrilhos e azulejos)
- Sapólio (para pisos e louças dos banheiros)
- Detergente de louça (tirar gordura das roupas e lavar louças)
- Álcool (puro ou misturado com água, utilize na cozinha e nos banheiros para tirar o pó)
- Palha de aço ("Bombril") (polir utensílios de alumínio)
- Lava inox (polir inox)
- Lava alumínio (polir alumínio)
- Esponjas multiuso (com o lado abrasivo somente para superfícies que não risquem)
- Baldes para uso geral
- Baldes com esfregão (passa pano e torce no balde com movimentos giratórios)
- Vassoura de nylon (varrer ou esfregar)

- Rodo (passar pano no chão)

- Rodinho (pia, bancadas, lugares pequenos)

- Escovas com e sem cabo (limpeza geral)

- Escova de cabo longo de cozinha (retira o excesso de alimentos grudados nos utensílios durante a limpeza)

- Escova própria para limpar vaso sanitário

- Pá e escova (para juntar rapidinho)

- Aspirador de pó (tipo vassoura, serve para pisos, tapetes, estofados)

- Escadinha (com três andares, dobrável)

- Tapete na porta de entrada (evita levar resíduos nos calçados)

- Tapete na frente da pia e fogão (evita escorregões com pingos de água e gordura)

- Esponjas macias (para panelas antiaderentes)

- Sacos de lixo (ver tamanhos das lixeiras)

Hoje existe uma infinidade de produtos para limpeza, vale fazer uma pesquisa. Cada um tem sua utilidade no rótulo.

Importante: todos os produtos de higiene e limpeza devem ficar fora do alcance de crianças e animais, e de preferência nas embalagens originais.

Em televisores, computadores, celulares, e outros aparelhos com tela, use produtos específicos, ou somente um pano levemente úmido. E seque com outro pano.

KIT DE COZINHA – LIMPEZA

- Papel-toalha (limpar, cobrir, tirar excesso de gordura, pias etc.)
- Guardanapo de papel (dia a dia) ou pano (ocasiões mais formais)
- Papel-alumínio (envolver as carnes que irão para o forno convencional, dentro da assadeira; embalar alimentos já preparados, como sanduíches, bolos, carnes etc.)
- Filme plástico (embala todos os tipos de alimentos)
- Sacos ou potes plásticos (para alimentos cozidos ou crus, frutas e verduras)
- Panos de prato (secar louças, panelas, etc.)
- Panos de pia (de algodão, descartáveis, etc.)
- Tapetinho ou escorredor de louças
- Escovinha (para lavar frutas e legumes)
- Porta-detergente/esponja
- Lixeira

KIT DE COZINHA – UTENSÍLIOS

- Tábuas de corte (uma para carnes e outra para cortes em geral; guarde-as na vertical)

- Mixer/liquidificador, batedeira, cafeteira etc. (desmonte para lavar e só monte com as peças bem secas)

- Panelas, frigideiras, pratos, travessas, talheres, copos, canecas, assadeiras, facas de corte, descanso para panelas e travessas quentes.

- Potes de plástico ou vidro (de preferência transparentes)

- Ralador, peneira, espátulas de silicone, tesoura, formas de gelo e porta-guardanapos

- Abridor de garrafas, vinho e latas

- Escorredor de massa

- Jarras para água

- Copo de medidas

- Bandejas

- Balde para gelo ou champanheira

- Potinhos individuais para servir aperitivos, molhos etc.

- Forno (pré-aquecer conforme receita do alimento; padrão: 15 minutos antes)

- Utensílios para churrasco (grelha, espetos, tábuas, facas)

KIT PARA BANHEIRO

- Papel higiênico
- Papel-toalha (secar a bancada etc.)
- Lenços umedecidos
- Sabonete líquido ou barra
- Xampu e condicionador
- Hastes flexíveis
- Fio dental
- Escova e creme dental
- Toalhas de banho
- Toalhas de rosto
- Toalhas de piso
- Tapete para box
- Porta-sabonete
- Porta-escova/fio dental e creme dental
- Suportes dentro do box (para xampu etc.)
- Suportes para toalhas (rosto e banho)
- Suporte para papel higiênico

- Escovas de cabelo e pentes (lave uma vez por semana)
- Escova sanitária
- Lixeira

Mantenha a janela do banheiro sempre aberta (evita o mofo).

Ter um saquinho ou lixeirinha para lixo reciclado no banheiro.

KIT PARA QUARTO

- Colchão
- Protetor de colchão
- Saia (acabamento do colchão da cama box)
- Lençol
- Cobertor pesado ou edredom
- Cobertor leve ou cobre-leito
- Colcha
- Travesseiro
- Protetor de travesseiro
- Tapete macio (como apoio ao lado da cama)
- Cortinas
- Cabides

KIT PARA LAVAR ROUPA

- Sabão em pó, líquido ou barra
- Tira-manchas (use antes de lavar as roupas, somente nas manchas)
- Amaciante (amacia e perfuma)
- Alvejante (roupas brancas)
- Alvejante sem cloro (roupas coloridas)
- Vinagre branco (deixa as roupas macias)
- Cabides plásticos (pendure as camisas, jaquetas e vestidos após lavar: reduz os amassados)

Verifique todas as roupas antes de lavar para ver se os bolsos estão vazios, e feche os zíperes.

Separe as roupas brancas das coloridas, panos de limpeza e de cozinha.

KIT PARA PASSAR ROUPA

- Ferro elétrico (de preferência a vapor; deixe esfriar antes de guardar)
- Tábua de passar (com altura regulável)
- Capa para a tábua de passar (resistente ao calor)
- Pano de algodão (protege e evita brilho nas roupas delicadas)
- Borrifador (umedece as peças muito secas)
- Cabides (pendure as roupas logo após passar)
- "Passe-bem" (deixa as roupas mais lisas na hora de passar o ferro)
- Cesta plástica (transporte de roupas passadas)

KIT PARA SAPATOS DE COURO

- Pano de microfibra ou flanela (para lustrar)
- Escovas para sapato (para passar a graxa)
- Graxa (hidrata e devolve a cor do couro)
- Luvas de borracha (protegem as mãos da graxa)
- Papel-toalha (absorve a umidade dentro dos calçados molhados)
- Bicarbonato de sódio (remove odores na parte interna; polvilhe e sacuda bem)
- Brilho rápido (dá brilho, mas não hidrata como a graxa)

Dica: não use o mesmo calçado dois dias seguidos (precisam arejar)

KIT PARA ANIMAIS

- Cama
- Cobertor ou colcha (protege a cama ou sofás)
- Comedouro e bebedouro
- Lenços umedecidos
- Escova (para pelos)
- Potes com tampa (para alimentos e ração)
- Esponja, luvas descartáveis, panos (para limpeza do ambiente)
- Spray desinfetante
- Jornais, tapetinhos higiênicos ou grade de plástico (para os dejetos de cachorros)
- Caixa de areia sanitária (para dejetos dos gatos)
- Ração

KIT DE PRIMEIROS SOCORROS

- Termômetro
- Álcool 90%
- Esparadrapo
- Fita Micropore
- Compressas de gaze
- Ataduras
- Algodão
- Luvas descartáveis
- Curativos (tipo Band Aid)
- Curativos para queimaduras
- Soro fisiológico
- Antisséptico (antimicrobiano para ferimentos)
- Bolsa de gelo (usar nas primeiras horas de uma lesão, após pancadas, dor de dente, injeções, tendinites e depois de exercícios)
- Bolsa de água quente (dor muscular, hematomas, torcicolo, antes do exercício)
- Pomadas (para ferimentos leves e pancadas)
- Antitérmico (para febre)
- Analgésico (para dores em geral)
- Antiácidos estomacais (para digestão)
- Água boricada (para os olhos)
- Antialérgicos
- Antidiarreicos
- Medicação para enjoos

KIT DE EMERGÊNCIAS DOMÉSTICAS

- Lanterna
- Velas
- Fósforos
- Martelo
- Alicate
- Pregos (vários tamanhos; os de aço são mais fortes)
- Chave Philips
- Chave de fenda
- Extensão elétrica
- Adaptador de tomadas
- Cola instantânea
- Pilhas extras
- Lâmpadas extras
- Costura (linhas, agulhas e tesoura)
- Fitas de empacotamento

Referências

FAGERSTROM, Derek. Veja como se faz. Rio de Janeiro: Sextante, 2009.

GODINHO, Thais. Casa organizada. A arte da organização para transformar a casa e a rotina de quem não tem tempo. São Paulo: Gente, 2016.

KONDO, Marie. A mágica da arrumação. Rio de Janeiro: Sextante, 2015.

RIBEIRO, Celia. Etiqueta na prática para crianças. Porto Alegre: L&PM, 1997.

SALLES, Nenzinha Machado. Sebastiana Quebra-Galho. Rio de Janeiro: Record, 2004.

SHEPARD, Anna. Limpe e arrume a sua casa. Dicas e técnicas para organizar todos os ambientes de maneira prática e rápida. São Paulo: Publifolha, 2014.

SMALLIN, Donna. Organize-se: soluções simples e fáceis para vencer o desafio diário da bagunça. São Paulo: Gente, 2004.

SMALLIN, Donna. Organize-se num minuto. 500 dicas para pôr ordem em sua vida. São Paulo: Gente, 2005.

SMALLIN, Donna. Casa limpa e arrumada. Organize-se para cuidar da limpeza sem deixar de viver. São Paulo: Gente, 2006.

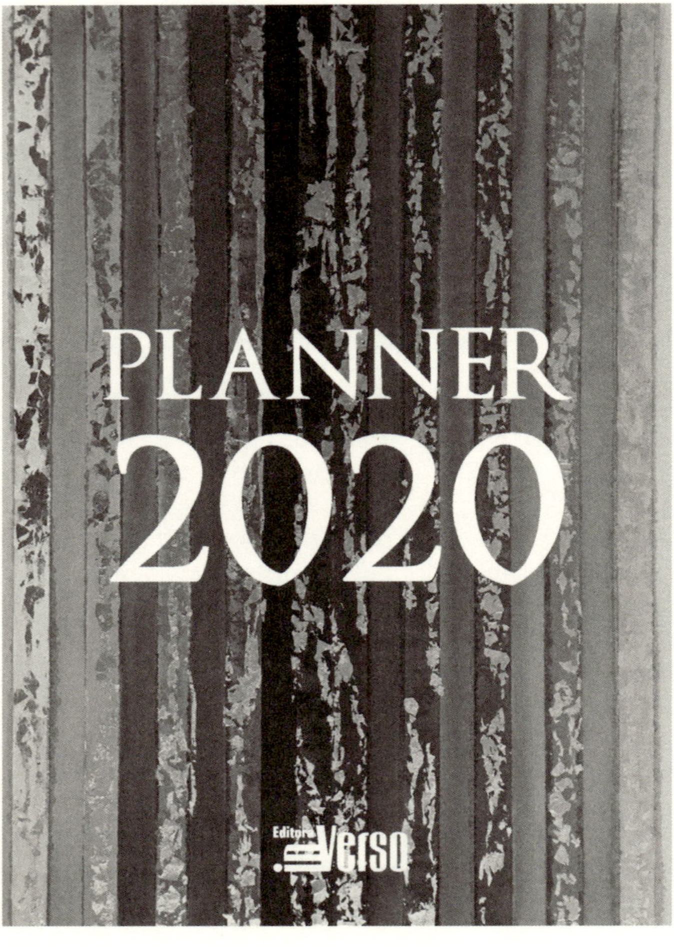

Para continuar sua organização, este livro é vendido juntamente com o material promocional Planner 2020 — voltado para ajudar na sua organização diária, mensal e anual.